[illegible]

[illegible] LIVRES S.A.

200[illegible]

ÉTUDE SUR LE CLIMAT DE METZ

(Extrait des Mémoires de l'Académie de Metz)

ÉTUDE

SUR LE

CLIMAT DE METZ

FONDÉE

SUR VINGT ANNÉES D'OBSERVATIONS

FAITES DE 1841 A 1860

PAR

MM. J. J. SCHUSTER ET J. B. A. LAVOINE

CHEVALIERS DE LA LÉGION D'HONNEUR
CHEFS DU BUREAU D'ADMINISTRATION DE L'ÉCOLE D'APPLICATION
DE L'ARTILLERIE ET DU GÉNIE

NANCY

IMPRIMERIE PAUL SORDOILLET, RUE SAINT-DIZIER, 51

—

1879

RÉSUMÉ

DES

OBSERVATIONS MÉTÉOROLOGIQUES

FAITES A METZ,

PENDANT UNE PÉRIODE DE VINGT ANNÉES,

DE 1841 A 1860,

PAR MM. SCHUSTER ET LAVOINE,

CHEFS DU BUREAU D'ADMINISTRATION DE L'ÉCOLE D'APPLICATION DE L'ARTILLERIE ET DU GÉNIE.

Le travail que nous avons l'honneur de remettre à l'Académie est un résumé des observations météorologiques qui furent faites de 1841 à 1860, dans le bâtiment de Saint-Arnould, à l'École d'application de l'artillerie et du génie, à Metz. Ces observations sont dues à MM. Schuster et Lavoine, tous deux chefs de bureau à l'École d'application. Elles sont parfaitement comparables entre elles pour plusieurs motifs : 1° la position des instruments est demeurée la même pendant cette longue période; 2° les observations ont été faites aux mêmes heures ; 3° les instruments ont toujours été les mêmes.

L'altitude du baromètre (d'après un nivellement de M. Barbey) conclue de l'altitude 166,64 pour le repère de la digue des Pucelles, était égale à 183m,09.

Le premier tableau comprend le résumé des observations des pressions de 1841 à 1850. Il est divisé en huit colonnes verticales. La première donne l'indication des années; la seconde les pressions moyennes annuelles de l'atmosphère à neuf heures du matin; la troisième les pressions moyennes à midi; la quatrième les pressions moyennes à trois heures du soir. La cinquième et la sixième colonne ne renferment pas de moyennes, mais les pressions les plus hautes et les plus basses qui ont pu, accidentellement, se produire chaque année. La septième colonne donne les différences ou écarts de ces pressions extrêmes. Enfin la huitième et dernière colonne présente la moyenne de la quantité dont le baromètre descend de neuf heures du matin à quatre heures du soir, *ce que l'on appelle la période descendante.*

On a établi un relevé par série de cinq années. Il figure dans les 6e et 12e lignes horizontales. Comme dans le tableau, les colonnes 5, 6 et 7 ne représentent pas des moyennes, mais les extrêmes observés dans la période de cinq années, qui précède.

La 13e ligne renferme les moyennes et les extrêmes de dix années.

Tous les développements qu'on vient de donner s'appliquent au tableau 4 qui porte sur la série des dix années allant de 1851 à 1860. Cette série se trouve aussi divisée en deux groupes de cinq années, dont on a donné, pour chacune en particulier, les moyennes calculées et les extrêmes observés.

Le tableau 2 donne la marche moyenne du thermomètre centigrade à neuf heures du matin, à midi et à trois heures du soir, avec les moyennes calculées par périodes de cinq ans, puis de dix. La 5e et la 6e colonne renferment les températures les plus hautes et les plus basses qui ont eu lieu exceptionnellement chaque année. Ce ne sont donc pas des moyennes qui s'y trouvent inscrites.

Les 6e, 12e et 13e lignes présentent aussi dans les colonnes 5 et 6 les températures extrêmes observées dans les deux périodes de cinq années et dans la série de dix.

Enfin la colonne 7 donne les écarts de ces températures extrêmes.

Tout ce qui précède s'applique aussi au tableau 5 qui embrasse la seconde période décennale de 1851 à 1860.

Le tableau 3 se rapporte aux vents et hydrométéores. La colonne 2 donne la quantité de pluie tombée chaque année, avec la moyenne calculée pour cinq ans et pour dix ans; la troisième colonne le nombre de jours de pluie chaque année ; la quatrième, le nombre de jours de tonnerre ; la cinquième, le nombre de jours de gelée. Les deux colonnes suivantes indiquent pour chaque année les nombres de jours où les vents ont été septentrionaux et méridionaux. Ces nombres se complètent deux à deux et doivent former une somme de 365 ou de 366 jours, suivant les cas.

Dans les deux dernières colonnes, se trouvent consignées les quantités de pluie tombées annuellement par les vents septentrionaux et les vents méridionaux. Ces quantités se complètent aussi deux à deux et leur somme est égale à la quantité totale inscrite dans la première colonne, sur la même ligne horizontale.

Les 6e, 12e et 13e lignes horizontales donnent les moyennes calculées, les deux premières pour des périodes de cinq ans ; la dernière pour une série de dix ans.

Mêmes explications pour le tableau 6, relatif aux vents et hydrométéores se rapportant à la période décennale de 1851 à 1860.

Un septième et dernier tableau embrasse la série des vingt années de 1841 à 1860. Il nous donne la température moyenne de vingt années, qui est de 9°,7. C'est la moyenne de toutes les observations faites à neuf heures du matin. Mais de Humboldt a prouvé que la température de neuf heures du matin représente avec une très-grande approximation la moyenne journalière.

Le tableau 7 renferme aussi les températures extrêmes qui se sont produites exceptionnellement dans cette période de vingt ans.

Ce sont :

35°,6 en 1857.
— 18°,7 en 1845.

L'écart de ces deux extrêmes est

54°,3.

Si, comme on l'admet, la température au soleil est moyennement de 8 degrés plus élevée qu'à l'ombre, on est exposé, à Metz, à une variation de température pouvant atteindre

62°,3

dans un intervalle de vingt ans.

La pression atmosphérique moyenne a été 745mm,34. La plus grande hauteur barométrique observée a été :

768mm,62 en 1854 (7 nov.).

La pression la plus basse a été :

717mm,16 en 1855 (22 mars).

La quantité moyenne de pluie tombée annuellement est :

702mm,83.

Il tombe moyennement 145mm,28 par les vents du nord et 557mm,55 par ceux du sud.

Le nombre moyen de jours de pluie par an est 145,6. Le nombre de jours d'orage est en moyenne 19,7 ; — celui des jours de gelée 60.

Enfin le rapport du nombre de jours où les vents ont été septentrionaux au nombre de jours où ils ont été méridionaux est de

155,20 à 209,80.

Ce rapport se rapproche assez de celui de

3 à 4.

En terminant, nous rappellerons que deux résumés des observations météorologiques faites à Metz, à l'École d'application, figurent dans les Mémoires de l'Académie de Metz. Le premier embrasse la période de 1825 à 1834; il est inséré dans le volume de 1834-1835. Le second porte sur la période de 1835 à 1840. Il se trouve dans le volume de 1840-1841. Tous deux ont été dressés par M. J. J. Schuster.

A. A. SCHUSTER,
Ex-professeur de physique de l'Université, bibliothécaire de la ville de Metz.

Tableau 1.

ANNÉES.	MARCHE MOYENNE DU BAROMÈTRE A 0°			OSCILLATIONS EXTRÊMES DU BAROMÈTRE			Période descendante du baromètre de 9h du m. à 3h du s.
	à 9 heures du mat.	à midi.	à 3 heures du soir.	Maxim.	Minim.	Différence.	
1841	744,28	744,00	743,63	760,30	721,85	38,45	0,65
1842	746,96	746,56	746,31	761,76	726,31	35,46	0,65
1843	745,66	745,32	744,98	761,12	717,86	43,86	0,67
1844	745,15	744,87	744,53	759,07	717,35	39,80	0,62
1845	745,12	744,86	744,54	764,48	719,30	45,18	0,58
Moyenne de 1841 à 1845	745,42	745,02	744,80	764,48	717,86	46,62	0,63
1846	745,41	745,09	744,66	764,36	717,35	47,01	0,75
1847	746,33	746,00	745,63	758,77	720,65	38,22	0,70
1848	744,69	744.40	743,98	760,03	720,93	39,10	0,71
1849	745,90	745,67	745,22	765,77	725,30	40,47	0,68
1850	746,44	746,13	745,77	761,80	722,58	39,22	0,67
Moyenne de 1846 à 1850	745,75	745,46	745,05	765,77	717,35	48,42	0,70
Moyenne de 1841 à 1850	745,58	745,24	744,92	765,77	717,35	48,42	0,66

Tableau 2.

ANNÉES.	MARCHE MOYENNE DU THERMOMÈTRE CENTIGRADE			VARIATIONS EXTRÊMES DU THERMOMÈTRE		
	à 9 heures du mat.	à midi.	à 3 heures du soir.	Maxim.	Minim.	Différence.
1841	10,3	12,9	13,8	29,5	- 12,5	42,0
1842	9,6	12,8	13,8	32,2	- 9,8	41,0
1843	10,0	12,7	13,7	31,0	- 7,0	38,0
1844	9,0	12,1	12,8	30,5	- 10,4	40,9
1845	9,4	11,4	12,3	33,2	- 18,7	51,9
Moyenne de 1841 à 1845	9,66	12,38	13,28	33,2	- 18,7	51,9
1846	10,0	13,8	15,3	34,8	- 12,5	47,3
1847	9,1	12,3	13,5	32,5	- 12,8	45,3
1848	9,7	12,5	13,3	30,5	- 12,5	43,0
1849	9,7	12,4	13,3	33,6	- 11,0	44,6
1850	9,2	11,9	12,8	31,0	- 16,2	47,2
Moyenne de 1846 à 1850	9,54	12,58	13,64	34,8	- 16,2	51,0
Moyenne de 1841 à 1850	9,60	12,48	13,46	34,8	- 18,7	53,5

Tableau 3.

ANNÉES.	Pluie recueillie exprimée en centim.	NOMBRE DE JOURS DE			ÉTAT des vents, à midi.		PLUIE RECUEILLIE PAR LES VENTS.	
		pluie.	tonn.	gelée.	septent. Nombre de jours	mérid. Nombre de jours	septent.	méridion.
1841	82,524	158	15	33	125	240	11,192	71,332
1842	48,387	111	15	73	178	187	7,473	40,914
1843	77,646	144	11	48	120	245	11,868	65,778
1844	77,161	141	14	66	143	223	13,360	63,802
1845	72,708	153	23	66	116	249	8,947	63,761
Moyenne de 1841 à 1845	71,685	141,4	15,6	57,2	136,4	228,8	10,568	61,121
1846	76,006	135	23	49	142	223	5,846	70,160
1847	56,645	113	18	74	148	217	9,190	47,455
1848	90,480	148	20	46	135	231	16,935	73,545
1849	75,102	135	16	51	167	198	17,540	57,562
1850	70,165	130	17	61	168	197	10,665	59,500
Moyenne de 1846 à 1850	73,680	132,2	18,8	56,2	152	213,2	12,035	61,644
Moyenne de 1841 à 1850	72,682	136,8	17,2	56,7	144,2	221,0	11,301	61,382

Tableau 4.

ANNÉES.	MARCHE MOYENNE DU BAROMÈTRE A 0°			OSCILLATIONS EXTRÊMES DU BAROMÈTRE			Période descendante du baromètre de 9h du m. à 3h du s.
	à 9 heures du mat.	à midi.	à 3 heures du soir.	Maxim.	Minim.	Différence.	
1851	746,27	746,04	745,28	760,17	730,71	29,46	0,99
1852	744,99	744,73	744,36	762,30	724,00	38,30	0,63
1853	743,80	743,71	743,23	758,10	720,91	37,19	0,57
1854	747,08	746,77	746,37	768,62	719,97	48,65	0,71
1855	744,69	744,44	744,04	761,26	717,16	44,10	0 65
Moyenne de 1851 à 1855	745,37	745,14	744,66	768,62	717,16	51,46	0,71
1856	745,72	745,50	745,14	761,05	717,88	43,17	0,58
1857	747,21	746,92	746,47	764,75	718,75	46,00	0,74
1858	747,27	746,89	746,43	762,07	719,87	42,20	0,85
1859	746,39	746,11	745,68	766,43	721,76	44,67	0,71
1860	744,18	743,90	743,53	759,27	721,08	38,19	0,64
Moyenne de 1856 à 1860	746,15	745,86	745,45	766,43	717,88	48,55	0,70
Moyenne de 1851 à 1860	745,76	745,50	745,05	768,62	717,16	51,46	0,71

Tableau 5.

ANNÉES.	MARCHE MOYENNE DU THERMOMÈTRE CENTIGRADE			VARIATIONS EXTRÊMES DU THERMOMÈTRE		
	à 9 heures du mat.	à midi.	à 3 heures du soir.	Maxim.	Minim.	Différence.
1851	9,1	11,9	12,7	29,5	- 9,5	39,0
1852	11,0	13,6	14,2	33,2	- 11,8	45,8
1853	9,0	11,9	12,3	32,0	- 17,5	49,5
1854	10,0	12,7	13,2	33,0	- 10,0	43,0
1855	9,0	12,1	12,1	30,2	- 16,0	46,2
Moyenne de 1851 à 1855	9,62	12,44	12,90	33,2	- 17,5	50,7
1856	9,96	12,80	13,05	32,40	- 8,2	40,60
1857	10,57	13,93	14,24	35,60	- 9,0	44,60
1858	9,58	12,87	13,52	35,00	- 9,4	44,40
1859	10,90	14,33	14,87	34,60	- 16,0	50,60
1860	8,87	11,56	11,90	30,00	- 10,0	40,00
Moyenne de 1856 à 1860	9,98	13,10	13,52	35,60	- 16,0	51,60
Moyenne de 1851 à 1860	9,80	12,77	13,21	35,60	- 17,50	53,10

Tableau 6.

ANNÉES.	Pluie recueillie exprimée en cent. m.	NOMBRE DE JOURS DE			ÉTAT des vents, à midi.		PLUIE RECUEILLIE PAR LES VENTS.	
		pluie.	tonn.	gelée.	septent. Nombre de jours	mérid. Nombre de jours	septent.	méridion.
1851	60,910	126	19	51	168	197	19,635	41,275
1852	71,090	150	25	20	143	223	11,825	59,265
1853	69,474	164	21	75	176	189	20,725	48,749
1854	78,280	185	18	72	163	202	25,200	53,080
1855	75,305	179	22	72	174	191	17,125	58,180
Moyenne de 1851 à 1855	71,012	160,8	21	58	164,8	200,4	18,902	52,110
1856	76,815	167	22	65	177	189	22,645	54,165
1857	57,635	119	32	64	184	181	18,290	39,345
1858	47,585	120	17	85	186	179	13,097	34,488
1859	68,090	135	28	59	148	217	10,770	51,320
1860	79,615	200	18	71	147	219	18,210	61,405
Moyenne de 1856 à 1860	64,758	148,2	23,4	68,8	168,2	197,0	16,608	48,150
Moyenne de 1851 à 1860	67,885	154,5	22,2	63,4	166,5	198,7	17,755	50,130

Tableau 7.

Tableau résumé du climat de Metz, fondé sur 20 années d'observations : de 1841 à 1860.

TEMPÉRATURE				PRESSION ATMOSPHÉRIQUE			
Moyenne.	Maxim.	Minim.	Écart.	Moyenne.	Maxim.	Minim.	Écart.
9,7	35,6	– 18,7	54,3	745,34	768,62	717,16	51,46

PLUIE				Orages.	Gelée.	NOMBRE DE JOURS où ont régné par an les vents	
Quantité par an.	Nombre de jours.	Quantité par les vents septentrion.	Quantité par les vents méridion.	Nombre de jours.	Nombre de jours.	Septentrion.	Méridion.
702mm,83	145 j. 6	145mm,28	557mm,55	19 j. 7	60 j. 0	155,20	209,80

Altitude du baromètre. . . . . 183m09.
Latitude de la station. . . . . 49° 7′ N.
Longitude. . . . . 3°50′ E.

BIBLIOTHEQUE NATIONALE DE FRANCE

www.ingramcontent.com/pod-product-compliance
Ingram Content Group UK Ltd.
Pitfield, Milton Keynes, MK11 3LW, UK
UKHW012308240726
13966UKWH00004B/1724

9 782012 466814